AF470171

DEMONSTRATION

DE L'EXISTENCE

DE

LA MEDECINE

UNIVERSELLE,

Ou du secret de prolonger la vie au-delà des bornes ordinaires.

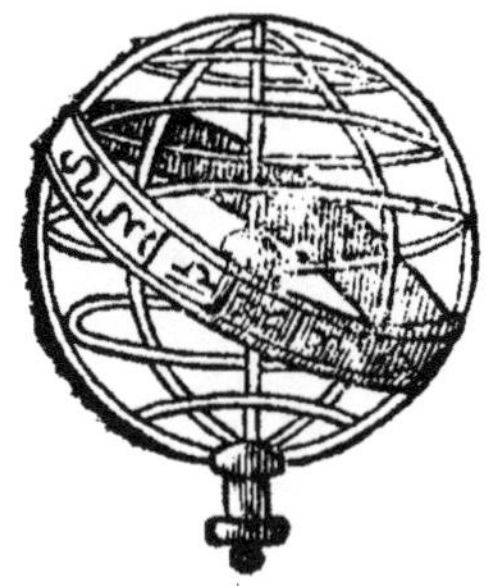

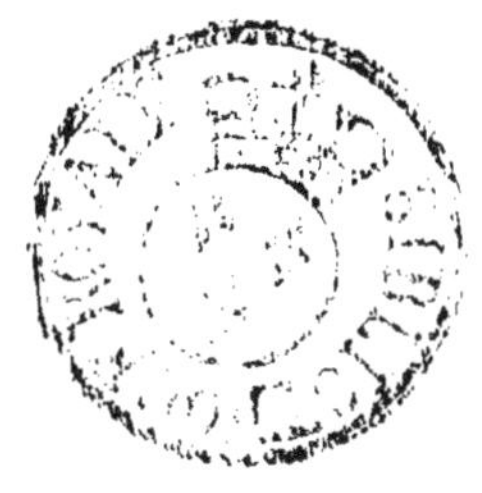

A PARIS,

Chez SAUGRAIN Fils, Grande Salle
du Palais, du côté de la Cour des
Avdes, à la Providence.

M. DCC. XLIX.

DEMONSTRATION
DE L'EXISTENCE
DE
LA MEDECINE
UNIVERSELLE,

Ou du secret de prolonger la vie au-delà des bornes ordinaires.

LETTRE A M. ***.

CE n'est pas assez, Monsieur, que vous soyez dégoûté de ces Ecrivains suffisans, qui trop prévenus en faveur de leurs sentimens, osent, sans connoissance de cause, nier la réalité d'une

A ij

Science qui ne doit son origine,
ses progrès & sa perfection qu'à la
seule Nature. Les aveugles nés sont
incapables de l'idée des couleurs &
de la lumiere ; sont-ils par-là en
droit d'en nier l'existence ? On a
beau dire : elle existe cette Science, & elle existera toujours. Vous
en convenez maintenant, & vous
êtes charmé de sentir une vérité
que vos préjugés vous avoient dé-
robé jusqu'à présent. C'est quelque
chose ; mais, encore une fois, ce
n'est pas assez. Il vous reste à vous
prémunir contre un nombre de
prétendus Philosophes. Pour vous
mettre en état de les connoître, je
vous envoye un petit Traité que
vous pouvez regarder comme la

(5)

Pierre de touche du vrai Sage. Je vous l'abandonne , faites-en l'usage qu'il vous plaira. En le publiant , vous rendrez un service essentiel à vos Compatriotes , puisque vous les empêcherez de tomber dans une erreur dont les suites fatales feront toujours au moins une source de regrets & de douleur.

Démonſtration de l'exiſtence de la Médecine univerſelle, ou du ſecret de prolonger la vie au-delà des bornes ordinaires.

JE n'ignore point à quel ridicule je m'expoſe en avançant qu'on peut étendre la vie au-delà des bornes ordinaires : ce que l'on ſouhaiteroit le plus, n'eſt pas ce que l'on oſe eſperer davantage. Les Ignorans, c'eſt-à-dire le grand nombre, me rejetteront avant que de m'avoir entendu. Les Philoſophes, ou ceux qui ont quelque connoiſſance de la nature, ſuſpendront leur jugement, juſqu'à ce que convaincus par la force de mes preuves, ils foient obligés de convenir de cette poffibilité ; mais s'ils ne font pas vraiment fages , c'eft-à-dire initiés dans les myfteres de la nature , ils ne regarderont ce Traité que comme une hypothéfe hardie , impoffible dans la pratique. Quoi qu'il en doive arriver , je n'hazarde de mettre au grand jour une fcience fi cachée pendant fi long-tems, que pour faire connoître que cette obfcurité prétendue que les Philofophes Hermétiques répandent dans leurs Ecrits , n'eft point , comme le veulent les demi-Sçavans , un voile dont ils envelopent leur ignorance. S'ils fe font expliqués en termes obfcurs & allégoriques, c'eft par prudence , &

non faute de preuves convaincan-
tes, comme je le ferai voir dans ce
petit Traité.

Quelques Philosophes donnent
la vie à tout ce qui existe. Je ne dis-
tinguerai que deux espéces d'êtres
vivans, les végétaux & les animaux. Les premiers, comme les
arbres & les plantes, continuellement renfermés dans leurs matrices, & attachés à la terre comme
un enfant à la mamelle de sa nour-
rice, n'en peuvent être long-tems
séparés sans être détruits. Les se-
conds, c'est-à-dire tous les animaux séparés de la terre, ont leur
mouvement à part, portent eux-
mêmes leurs matrices, & tirent de
leur propre fonds de quoi se con-

ferver : mais les uns & les autres ne vivent que par une cause qui leur est propre & identifiée. Les plantes, par exemple , ne végétent qu'autant qu'elles ont en elles un principe qui leur fournit des parties homogenes ou semblables à elles. Ce principe , je l'appelle principe végétal. De même l'animal, qui, comme les plantes, végéte, & contient par conséquent le principe végétal, en renferme encore un autre , puisqu'à la végétation il joint le mouvement animal, & que ce dernier effet ne peut être attribué au principe végétal , qui ne produit rien de semblable dans les végétaux. J'appelle ce dernier principe animal. Je vais développer ici ces

deux effets de la vie, la végétation,
& le mouvement animal.

La végétation se fait de deux
manieres ; l'une par accroissement
ou addition de parties ; l'autre par
substitution ou succession de parties les unes aux autres. Dans l'en-
fance, par exemple, nous croissons
& ajoutons de nouvelles parties à
notre être, jusqu'à ce qu'enfin par-
venus à un point de maturité, nous
y restons fixés ; mais alors même il
se fait en nous une circulation per-
pétuelle de parties qui se succedent
les unes aux autres. Les recherches
de quelques Curieux de la nature
ont été assez loin sur ce point, pour
calculer au juste en combien de
tems toutes les parties de notre

corps fe renouvelloient. Mais ou-
tre ces révolutions qui fe paffent
en nous , il y a encore un autre
effet non moins admirable. Nous
fommes compofés d'organes , ou
de refforts deftinés à exécuter différens mouvemens, & de liqueurs
qui doivent circuler continuellement. Cette circulation eft une
vraie végétation. Mais en même
tems que ces refforts jouent fans
s'embarraffer ni fe nuire , & que
ces liqueurs circulent fans s'épui-
fer, la machine , loin de fe détruire
par tous ces mouvemens, reprend
à chaque inftant de nouvelles forces par le principe qui la fait mou-
voir. Cet effet eft celui du principe
animal. Nous renfermons donc le

principe végétal & le principe animal. Mais où résident-ils en nous?
Pourquoi n'agissent-ils pas sans in-
terruption? Comment les pouvoir
entretenir dans leur action? C'est
ce que nous allons détailler.

Puisque l'effet de ces deux principes se fait sentir dans toute l'éten-
due de la machine, il faut sans doute qu'ils soient contenus dans un
véhicule qui les porte d'une extrê-
mité à l'autre; il est aisé de conce-
voir quel il peut être. Mais ce véhicule ne seroit-il pas lui-même
dans ces deux principes? Non,
puisque malgré sa présence dans
toutes les parties du corps, la machine ne laisse pas quelquefois d'ê-
tre embarrassée dans ses fonctions.

Parlons plus clair, ce principe eſt renfermé dans un fluide compoſé de trois différentes parties dont l'équilibre établit la ſanté ; mais cet équilibre des liqueurs ne s'entretient qu'autant que les deux principes ont la force de chaſſer les parties prédominantes. Ils ont cette force pendant tout le tems de la vie, comme nous l'éprouvons par les évacuations ſenſibles & les inſenſibles. Pourquoi eſt-elle quelquefois ſans effet ?

Les deux principes, ſources de la vie animale, ont ſans doute aſſez de force par eux - mêmes pour ſe débarraſſer des héterogenes, c'eſt-à-dire tout ce qui ne leur eſt pas ſemblable , tout ce qui n'eſt pas

eux ; mais il leur en faut encore
pour attirer à eux leurs homogenes
ou parties semblables. Je m'expli-
que. Je considere les parties des
deux principes renfermés en nous
comme des petits aimans, entre les-
quels & leurs parties semblables il
y a une attraction réciproque, &
une répulsion pour tout ce qui ne
leur est pas semblable. Cette attraction n'est point supposée, comme on le pourroit croire ; elle est
réelle, & existe dans la nature.
Nous la voyons sensiblement dans
la végétation des plantes. On se-
me dans la même terre différens
grains. Quand par la chaleur de la
matrice ou de la terre, les parties
propres à la nourriture des uns &

des autres ont été fublimées, éle-
vées, dégagées en un mot de tout
héterogene, elles fe joignent à leur
femblable. Les parties de froment
cherchent le grain de froment ; les
parties d'avoine cherchent le grain
d'avoine , fans fe confondre ; &
c'eft par cette raifon qu'on feme
rarement le même grain de fuite
dans le même champ , parce qu'il
s'épuiferoit à la longue de parties propres. Il en eft de même en
nous, quand par la diffolution les
alimens font réduits au moins en
partie à leurs principes , qui atti-
rent leurs homogenes & repouf-
fent les héterogenes ; mais ils n'ont
point affez de force , les héterogenes volatilifés par la chaleur natu-

relle s'infinuent avec les homogenes dans le véhicule des deux principes , rompt l'équilibre des liqueurs : alors ces deux principes
occupés à chaffer l'ennemi qui s'eft
introduit chez eux , ne travaillent
plus au dehors , ils ne reçoivent
plus de forces nouvelles , & fuc-
combent à la fin. Il arrive auffi que
les parties héterogenes placées à
l'entrée des conduits des parties
femblables aux deux principes, em-
pêchent qu'elles ne s'y joignent
pour réparer les forces qu'ils perdent par leur action continuelle.
De-là la végétation ceffe , parce
que nous perdons continuellement
des parties qui ne font point rem-
placées. Le mouvement machinal
s'affoiblit

s'affoiblit & s'anéantit enfin : défordre que la Médecine ordinaire ne
peut réparer , comme je vais le
prouver.

Les remédes qu'elle nous donne sont ou chimiques , ou naturels :
or ni les uns ni les autres ne peuvent rétablir les deux principes
dans toutes leurs forces. Les chimiques ont un effet convulsif , qui
par les grandes secousses qu'il donne à la machine , peuvent bien dé-
barrasser les ressorts ; mais ils agis-
sent également sur les homogenes
& les héterogenes , & affoiblissent
les deux principes en les débarras-
sant à peu près, s'il est permis d'employer cette comparaison , comme
un allié vous débarrasse de vos en-

nemis , mais en ruinant votre pays
par le féjour qu'il y fait.

Les naturels ne peuvent pas avoir
un meilleur fuccès : car quoiqu'ils
renferment des parties femblables
aux deux principes , ces parties font
confondues avec les héterogenes.
Comment veut-on que les deux
principes affoiblis déja , & incapables de chaffer les parties étrange-
res qui nuifent à leur action , puif-
fent les dégager de leur enveloppe pour en tirer de nouvelles forces ? Le degré de chaleur n'eft plus
le même , puifqu'il n'eft entretenu
que par l'action des deux principes
qu'on fuppofe affoiblis : il ne peut
donc divifer , attenuer & fublimer
ces remédes au degré propre à pou-

(19)

voir être attiré par les femblables.

Mais, me dira-t-on, comment leur donner affez de force pour fe rétablir dans leur équilibre , puif-qu'il n'eft point de reméde étran-ger qui puiffe réparer ce défordre ? Il faut le chercher dans les deux principes même , où nous ne de-vons pas douter qu'ils ne réfident. C'eft ici le grand fecret des Sages, dont la pratique , quoiqu'aifée , échappera fans doute à bien des gens, malgré la clarté & la netteté avec laquelle je la développerai.

Il ne faut que fuivre la nature dans fes opérations , pour fentir que puifque le principe de la vie exifte, on peut le tirer d'où il eft par les mêmes voies dont elle-mê-me fe fert. B ij

Les deux principes exiſtent en nous, mais d'une maniere indéter-minée, c'eſt-à-dire qu'ils n'y exiſtent pas en total ſous leur propre forme & dans toutes leurs actions. Contenu dans le fluide qui ſert à les porter dans toutes les parties où leur préſence eſt néceſſaire, ils ne s'en débarraſſent que par parties, & n'agiſſent que ſucceſſivement. Mais s'il étoit un moyen de les fixer, de les déterminer, en un mot de les rendre à eux-mêmes, ſans doute qu'ils auroient leur effet tout d'un coup & ſans obſtacle. Or ce moyen exiſte ; la nature le tire de tous les mixtes où il ſe ren-contre, pour les employer à notre uſage. Suivons-la pas à pas. Nous

avons déja dit qu'il falloit une matrice propre ou analogue , pour
débarraſſer les deux principes de
leurs héterogenes. La matrice n'eſt
autre choſe qu'un fourneau qui
donne le degré de chaleur nécef-
ſaire pour diviſer , attenuer , &
ſublimer les différentes parties des
mixtes. Je dis un degré de chaleur
propre ou analogue , parce qu'il
faut un rapport exact entre le degré de chaleur qu'on employe &
l'inhérence des parties au mixte
dont on les veut ſéparer. Cela po-
ſé , nous ſçavons que les deux principes réſident dans le fluide dont
on a parlé ; que la chaleur animale
les en ſépare , ſoit pour la végétation , ſoit pour l'entretien du mou-

vement animal. Nous connoiſſons donc par analogie le moyen de les débarraſſer de leur véhicule : mais comment les fixer & les détermiñer ? Car ſi étant une fois débarraſſés, ils ne trouvent point d'homogenes auſquels ils puiſſent ſe joindre, ils errent & ſe perdent à l'avanture. C'eſt à l'Artiſte à choiſir une matrice dont les parois les retiennent quand la chaleur les aura débarraſſés de leur enveloppe. Il faut qu'il obſerve, en les renfermant dans cette matrice, d'en empêcher l'entrée à tous corps étrangers, ce qui ſeroit un nouvel obſtacle : car ſi la chaleur animale peut bien les débarraſſer du fluide indiqué, elle n'a pas d'ailleurs aſſez de force pour vaincre une réfiſtance plus grande. Le principe eſt donc connu ; la chaleur animale ſuffit pour le fixer, le déterminer. Le Sage ſeul connoît les préparations néceſſaires.

Il eſt encore un autre principe dont je n'ai point parlé, parce que s'il ſert à la ſanté & à l'entretien de la vie, il lui eſt commun avec les deux autres. Ce principe eſt le ré-gne mineral ; il exiſte en tous les animaux & les végétaux. On tire du fer du ſang humain ; on en tire-roit de même de l'or & des autres métaux, ſi on avoit un aimant pro-pre à les attirer : mais ſes parties ſont ſi diviſées & attenuées, qu'el-les échappent aux yeux du vulgaire , mais non pas à ceux du Sage.

Quelques Philosophes ont eu raison d'appeller l'homme un monde en abregé , puisque son principe renferme ceux de tous les autres individus.

Ce que les deux premiers régnes, le végétal & l'animal , sont pour les végétaux & les animaux, le mineral l'est pour les métaux ; c'est-à-dire , que comme les deux premiers débarrassent leurs mixtes de tout héterogene, & leur donnent le degré de perfection convenable à leur nature , de même le régne mineral perfectionne aussi les mixtes qui lui sont soumis.

Le mercure est la base de tous les métaux. Il y a long-tems que

l'on cherche le moyen de le fixer,
parce que par-là on trouveroit le
grand secret de la Pierre Philoso-
phale, objet de l'avarice du commun des hommes, & simplement
de l'admiration du Sage.

Le régne mineral, comme sou-
verain des métaux, peut seul fixer
le mercure, qui lui est soumis, &
par conséquent operer le grand
œuvre. Il est contenu dans nous de
la même maniere que les deux autres régnes : on l'en tire aussi par
le même moyen. Nous renfermons
donc & la source de la vie, & celle
des richesses.

Je n'ai point répondu dans le
cours de ce Traité à quelques objections que l'on pourroit faire,

pour ne point interrompre l'ordre que je m'étois prescrit ; mais je vais satisfaire ici à quelques doutes qui pourroient rester.

On me demandera, par exemple, pourquoi si les deux principes operent la végétation, nous ne croissons pas toujours ?

Je réponds que je ne donne pas aux deux principes une force infinie ; ils n'ont qu'une sphere d'activité bornée, dans laquelle leur action se fait sentir, mais au-delà de laquelle elle ne s'étend point.

La force attractive & répulsive que je donne à mes deux principes, pourroit encore passer pour une supposition, si je ne la confirmois par des effets semblables que l'on

remarque tous les jours dans la nature. Je fais d'abord un raifonnement fort fimple. Ceux qui veulent
expliquer la circulation de la féve
dans les plantes , difent que les fucs
nourrifliers divifés par la chaleur
centrale , font pouffés par le poids
de l'air dans les canaux des plantes ; mais il eft aifé de leur démon-
trer la fauffeté de ce raifonnement.
Pourquoi ces fucs volatilifés ne fe
perdent-ils pas dans la maffe de
l'air , comme quantité d'autres vapeurs qui nous caufent les pluies
& les orages ? Pourquoi prennent-
ils plutôt la route des canaux des
plantes ? Pourquoi les autres fucs
& les autres vapeurs ne prennent-
ils pas la route de ces mêmes ca-

naux ? C'eſt parce qu'ils ne trouvent rien qui les attire.

L'attraction & la répulſion exiſtent dans la nature, ſans que la cauſe nous en ſoit connue. Tous ceux qui travaillent au mercure ou vif-argent , portent dans la bouche une piéce d'or , parce qu'ils ſçavent que ce fluide ſe joint à ce métal. Tenez une piéce d'or dans la main exactement fermée , remuez du mercure à quelque diſtance , il paſſe à travers les pores de la main pour s'aller joindre à l'or.

Les effets de la poudre de ſympathie ſont connus de tout le monde; il y en a pluſieurs témoins.

L'encre de ſympathie eſt encore un phénomene curieux. On a deux

liqueurs lympides & tranſparentes,
qu'il faut ſe donner de garde d'ap-
procher trop l'une de l'autre, parce qu'elles ſe coloreroient en s'at-
tirant l'une & l'autre. On écrit avec
une de ces liqueurs ſur du papier,
les caracteres échappent à la vûe ;
préſentez l'autre liqueur à l'oppo-
ſite, elle perce le mur le plus épais
pour s'aller joindre à celle qui eſt
ſur le papier, & la teint de couleur
noirâtre. Si ce n'eſt pas là une attraction réelle, qu'on me diſe donc
ce que ſe peut être. Je pourrois ci-
ter quantité d'autres exemples qui
ne feroient qu'allonger, & ne prou-
veroient rien de plus.

Pour la répulſion, je n'en veux
d'autre preuve que l'uſage du mer-

ture dans certaines maladies. Il va chercher le virus dans tous les recoins les plus cachés du corps, l'entraîne & le chasse sans déranger les autres parties qui s'y trouvent.

Vous voyez, Monsieur, que dans ce Traité sont les vrais principes de cette Science. C'est un extrait de celui que je pourrai donner au Public, & que j'intitulerai : *Réfutation des Objections produites contre le grand œuvre, par la voie de l'Histoire, de la Philosophie commune, de la Morale, & de la Philosophie hermétique*, où je découvre toutes les supercheries des faux Sçavans.

Si quelque Ecrivain veut attaquer ce Traité, j'espere que vous voudrez bien, Monsieur, le combattre avec toute la science & la force dont vos justes observations vous ont rendu capable.

VU l'Approbation, permis d'imprimer, à la charge d'enregistrement à la Chambre Syndicale, ce onze Novembre 1749. BERRYER.

Regiſtré ſur le Livre de la Communauté des Libraires & Imprimeurs de Paris, N°. 3362, conformément aux Réglemens, & notamment à l'Arrêt du Conseil du 10 Juillet 1745. A Paris le 6 Décembre 1749. LE GRAS, Syndic.

BIBLIOTHEQUE MUNICIPALE

www.ingramcontent.com/pod-product-compliance
Ingram Content Group UK Ltd.
Pitfield, Milton Keynes, MK11 3LW, UK
UKHW021319190726
13839UKWH00007B/2244